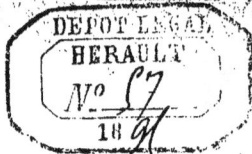

Docteur René HUGUES

SIMPLES OBSERVATIONS

SUR LES RAPPORTS

DU TRAUMATISME

ET DU PALUDISME

MONTPELLIER
IMPRIMERIE CENTRALE DU MIDI
(HAMELIN FRÈRES)
—
1895

SIMPLES OBSERVATIONS

SUR LES RAPPORTS

DU TRAUMATISME

ET DU PALUDISME

SIMPLES OBSERVATIONS

SUR LES RAPPORTS

DU TRAUMATISME

ET DU PALUDISME

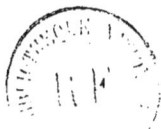

PAR

René HUGUES

Docteur en médecine

Ex-interne à l'hôpital de Mustapha

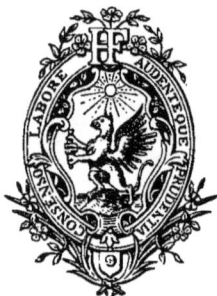

MONTPELLIER

IMPRIMERIE CENTRALE DU MIDI

(HAMELIN FRÈRES)

1895

PERSONNEL DE LA FACULTÉ

MM. MAIRET............... Doyen
CARRIEU............... Assesseur

PROFESSEURS

Clinique chirurgicale.........................		MM. DUBRUEIL (✱).
Id.	SERRE (Ch. du c.)	
Hygiène...............................		BERTIN-SANS.
Clinique médicale.........................		GRASSET (✱).
Clinique chirurgicale.....................		TEDENAT.
Clinique obstétricale et gynécologie		GRYNFELTT.
Anatomie pathologique.....................		KIENER (✱).
Thérapeutique et matière médicale..............		HAMELIN (✱).
Anatomie		PAULET (O. ✱ ✱).
Id.	GILIS (Ch. du c.)	
Clinique médicale.........................		CARRIEU.
Clinique des maladies mentales et nerveuses.......		MAIRET.
Physique médicale........................		IMBERT.
Botanique et histoire naturelle médicale		GRANEL.
Opérations et appareils.....................		FORGUE.
Clinique ophtalmologique....................		TRUC.
Chimie médicale et pharmacie..................		VILLE.
Physiologie.............................		HEDON.
Histologie.............................		VIALLETON.
Pathologie interne........................		N....
Id.	RAUZIER (Ch. du c.)	
Médecine légale et toxicologie		N....
Id.	DUCAMP (Ch. du c.)	

PROFESSEUR HONORAIRE : M. JAUMES.

CHARGÉS DE COURS COMPLÉMENTAIRES

Clinique annexe des maladies des enfants.	MM. BAUMEL, agrégé.
Accouchements	GERBAUD, agrégé.
Clinique ann. des mal. syphil. et cutanées..	BROUSSE, agrégé.
Clinique annexe des maladies des vieillards.	SARDA, agrégé.
Pathologie externe....................	ESTOR, agrégé.
Histologie.........................	DUCAMP, agrégé.

AGRÉGÉS EN EXERCICE :

MM. SERRE	MM. BROUSSE	MM. DUCAMP
BAUMEL	SARDA	RAUZIER
GERBAUD	ESTOR	LAPEYRE
GILIS	LECERCLE	MOITESSIER

MM. H. GOT, *secrétaire.*
F.-J. BLAISE, *secrétaire honoraire.*

**EXAMINATEURS
DE LA THÈSE :**
{ MM. BERTIN-SANS, *président.*
HAMELIN.
SARDA.
DUCAMP.

A MON PÈRE

A MA MÈRE

A MES PARENTS ET A MES AMIS

R. HUGUES.

A MES AMIS

DU FONDOUK ET DE L'ARBATACH

R. HUGUES.

MONSIEUR LE DOCTEUR BERTIN-SANS

Professeur d'hygiène à la Faculté de médecine de Montpellier

R. HUGUES.

A MONSIEUR LE DOCTEUR TEXIER

Directeur de l'École de plein exercice de médecine et de pharmacie d'Alger.

A MES MAITRES

DE L'ÉCOLE DE PLEIN EXERCICE D'ALGER ET DE LA FACULTÉ DE MONTPELLIER

R. HUGUES.

SIMPLES OBSERVATIONS

SUR LES RAPPORTS

DU TRAUMATISME

ET DU PALUDISME

« Le paludisme est peut-être, de tous les états
constitutionnels, celui qui réagit le plus sur
le foyer traumatique, et qui, réciproquement,
ressent le plus souvent le contre-coup du
traumatisme. »

(VERNEUIL.)

I

GÉNÉRALITÉS

Depuis longtemps déjà, on s'est beaucoup occupé de l'influence que pouvaient exercer l'un sur l'autre le traumatisme
et la maladie antérieure ou actuelle. De nombreuses recherches, de patientes observations, ont pu fournir au chirurgien
de précieuses indications sur le pronostic et le traitement des
plaies accidentelles, et lui servir de guide dans son intervention
à propos des lésions inflammatoires ou traumatiques.

En 1816, Delpech disait déjà : « Quelle est la maladie réputée chirurgicale, qui ne se trouve pas nécessairement unie
à quelque désordre général ? Dans combien de cas n'est-elle
pas un simple symptôme d'une affection qui intéresse toute la
constitution ? »

Puis Alquié, en 1839 : « Les affections morbides portent à la constitution une atteinte profonde qui modifie le caractère des affections chirurgicales et les rend plus fâcheuses que chez ceux d'une bonne constitution.

Lucien Boyer, dans sa thèse inaugurale sur « Les diathèses au point de vue chirurgical », rappelle que la chirurgie « n'est pas toute entière dans les altérations locales et leur traitement direct, que dans aucun cas le chirurgien ne doit faire abstraction de l'état général du malade, et que l'étude des diathèses, sous une foule de points, mérite au plus haut degré de fixer son attention. »

Enfin, Verneuil, dans sa communication au *Congrès médical international de Paris*, en 1867, s'engageait à prouver que « les états généraux anciens et récents, diathésiques, héréditaires ou acquis, dominent de haut le pronostic des opérations chirurgicales, et constituent la somme la plus riche, peut-être, des indications et contre-indications opératoires. » Il a tenu parole par la publication de ses « Mémoires de chirurgie. »

Verneuil a admirablement bien décrit tous les cas qui peuvent se présenter lorsque coexistent, chez un même individu, une diathèse et un traumatisme :

1° La diathèse et le traumatisme suivent chacun leur cours naturel, ce qui est assez rare, et ne s'influencent en aucune manière.

2° La diathèse imprime un cachet spécial au traumatisme, soit en créant, au foyer même du traumatisme, des complications qui sont toutes les complications ordinaires des plaies, soit en retardant la réparation ou en empêchant la cicatrisation, soit même en remplaçant la lésion traumatique par une affection chronique à longue échéance.

3° Le traumatisme influence la diathèse, accélère sa marche, ou la réveille complètement, si elle était à l'état latent.

4° La maladie et le traumatisme peuvent assez souvent s'influencer mutuellement, la diathèse s'aggrave et les accidents locaux se compliquent.

D'un autre côté, cette influence ne s'exerce pas de la même façon, suivant les différentes phases de la maladie. Nous avons encore recours à Verneuil pour les divisions suivantes. Dans la première période, que ce maître éminent appelle *phase dyscratique*, le traumatisme accidentel ou chirurgical n'a que très peu ou pas de retentissement sur l'état général. Dans la deuxième période, ou *phase des lésions périphériques*, l'influence est plus manifeste ; elle consiste dans les complications des plaies et l'arrêt ou le retard du travail réparateur. Réciproquement, le trauma peut aggraver l'état constitutionnel notablement. Enfin, dans la troisième période, nommée *phase des lésions viscérales*, le pronostic de cette influence est des plus graves. A ce moment, la plupart des organes essentiels ont subi des altérations profondes ; tous les viscères sont dégénérés ; les parenchymes glandulaires sont également atteintes. L'élimination des produits morbides ne se fait pas, et ce poison pénétrant dans l'économie peut y déterminer une septicémie souvent mortelle.

Ces considérations peuvent paraître un peu étrangères à notre sujet. Cependant elles s'appliquent rigoureusement au paludisme, qui doit être considéré comme une maladie générale, une intoxication envahissant tout l'organisme.

Les rapports du traumatisme avec les diathèses, arthritique, néoplasique, scrofuleuse, tuberculeuse, le diabète, la syphilis, l'alcoolisme, le scorbut, l'hémophilie, certaines maladies aiguës et même quelques états physiologiques, sont connus depuis longtemps et font l'objet d'une étude spéciale dans tous les traités de pathologie.

Le paludisme semble faire exception. Et malgré les travaux importants de Duboué (1867), Mazzoni (1867), Dériaud (1868), Moriez (1876), Verneuil, Taïeb-ould-Morsly, il semble que, dans l'éducation médicale, on n'insiste pas assez sur ce côté si intéressant de la pathogénie malariaque. J'avoue, pour mon compte personnel, que ce n'est que par expérience que je me suis aperçu de cette puissante et fréquente influence.

Nous avons eu l'heureuse fortune d'assurer pendant deux étés (1893-94) le service médical de deux communes de la plaine de la Mititja, Fondouk et Arbatach, pays annuellement désolés par les fièvres paludéennes. Nous nous sommes trouvé en présence de nombreux cas d'empoisonnements palustres, et dans nos visites journalières nous avons été tellement surpris de l'importance jouée par le traumatisme dans la production de toutes les manifestations malariaques, qu'il nous a paru intéressant de consigner ces observations et d'en faire l'objet de ce travail. Nous voulons seulement tirer quelques conclusions de nos observations personnelles et des travaux de ceux qui, plus autorisés que nous, se sont occupés déjà de ce sujet. Dans les quelques pages qui suivent, nous n'avons pas d'autre prétention que de consigner nos propres observations.

Mais, avant de pénétrer plus avant dans notre sujet, qu'il nous soit permis d'exprimer à M. le docteur Texier, directeur de l'École de médecine d'Alger, et à tous nos professeurs, nos sentiments de profonde reconnaissance, pour la bienveillance qu'ils n'ont cessé de nous témoigner durant tout le cours de nos études médicales, et de remercier M. le professeur Bertin-Sans de l'honneur qu'il nous fait de vouloir bien accepter la présidence de notre thèse.

II

OBSERVATIONS

« Le paludisme est peut-être, de tous les états constitutionnels, celui qui réagit le plus sur le foyer traumatique, et
qui, réciproquement, ressent le plus souvent le contre-coup
du traumatisme. » Cette affirmation de Verneuil n'est pas
gratuite. Et, aux témoignages déjà si nombreux de ce maître
illustre et de ses brillants élèves, nous allons joindre nos
observations personnelles et celles que plusieurs de nos cama-
rades de l'internat de l'hôpital de Mustapha ont bien voulu
nous communiquer. Nous les remercions vivement. Nous
adressons également nos plus sincères remerciements à M. le
docteur Raynaud, chef de clinique médicale à l'hôpital de
Mustapha, qui nous a fait part d'une importante observation,
et nous a ainsi considérablement facilité notre tâche.

Observation I

C... (François), âgé de trente-huit ans, né en Espagne. En
Algérie depuis vingt ans et impaludé depuis ce temps, fait
une chute légère sur le côté droit, le 17 mars 1894. Légère
contusion et douleur à la hanche. C... s'est frictionné avec de
l'alcool camphré, et la douleur a complètement disparu cinq
jours après.

Le 28 mars, C... éprouve une sensation de lourdeur et d'en-
gourdissement dans tout le membre inférieur droit, puis

bientôt après une vive douleur au niveau de la grande échancrure sciatique, s'irradiant le long de la face externe de la cuisse et de la jambe jusqu'à la malléole. Appelé sur le chantier où C... travaillait comme terrassier, j'envoie ce dernier à l'hôpital pour sciatique. Le malade se prétend d'une famille indemne de manifestations arthritiques.

Entré à l'hôpital de Mustapha (salle Pasteur), on lui fait des badigeonnages à la teinture d'iode pendant plusieurs jours et on lui administre de l'antipyrine à la dose de 2 grammes par jour. On ne constate pas d'amélioration. Mais, les douleurs ayant pris un caractère franchement intermittent, on administre le sulfate de quinine pendant trois jours à la dose de 1 gr. 50. Les douleurs diminuent aussitôt, et le 18 avril le malade sort complètement guéri de l'hôpital.

Il est évident que cette sciatique n'est pas autre chose qu'une manifestation du paludisme latent chez cet individu, une forme larvée, réveillée par la chute. Le malade n'était nullement sujet aux névralgies, et, comme nous l'avons déjà dit, il n'avait jamais présenté, jusque-là, aucune manifestation de la diathèse rhumatismale. Du reste, la guérison complète et rapide sous l'influence de la médication quinique est une véritable et indiscutable pierre de touche.

Observation II

Mme M..., vingt-sept ans, en Algérie depuis cinq ans, y a contracté les fièvres dès son arrivée. Elles présentent toujours, dit-elle, le type tierce. Le 13 juillet 1894, à la suite d'un bâillement intempestif, il se produit une luxation du maxillaire inférieur. C'est la seconde fois que pareille chose lui arrive. La réduction s'opère facilement. Mais, deux jours après, Mme M... accuse une vive douleur, simulant une né-

vralgie dentaire et précédée de frissons et de courbature gé
nérale. La douleur s'irradiait de l'angle de la mâchoire au nez
et au front. Le pouls est légèrement fébrile, oscillant entre
38° et 38°5.

Le lendemain, calme complet.

Le surlendemain, répétition des mêmes phénomènes dou-
loureux et thermiques que l'avant-veille.

La quinine est indiquée et administrée pendant trois jours
à doses de 1 gr. 50, 1 gramme et 0 gr. 50.

Les accès n'ont plus reparu.

On pourra objecter que la quinine agit souvent très effica-
cement sur la névralgie dentaire. Mais, d'une part, la névralgie coexiste le plus souvent avec la carie dentaire, et la malade en question n'en présentait pas la moindre trace ; d'autre
part, elle n'occasionne pas d'élévation de température à type
si franchement intermittent.

Remarquons en passant que la manifestation larvée du paludisme présente ici le type tierce, le même que celui des
formes franchement malariaques des atteintes antérieures.

Observation III

Abd-el-Kader ben Mohamed, âgé de quarante-huit ans
environ, cultivateur, présente un aspect cachectique remarquable. Le foie et la rate hypertrophiés débordent les fausses
côtes, et le teint est de couleur caractéristique. Il y a dix ans,
Abd-el-Kader a reçu un coup de couteau au niveau de la cinquième côte droite. La cicatrice est normale et a une étendue
de 2 centimètres. Depuis une dizaine de jours, Abd-el-Kader
accuse de vives douleurs au nouveau de la cicatrice, douleurs
que la pression augmente et rend insupportables.

Nous épuisons toute la série des narcotiques sans lui procurer le moindre soulagement. Les injections hypodermiques de chlorhydrate de morphine seules parviennent à calmer ses douleurs, qui reparaissent bientôt après.

Cependant, nous remarquons que les souffrances sont plus fortes tous les deux jours. Ce type, double tierce, nous engage à donner du sulfate de quinine : 2 grammes par jour pendant trois jours. Les douleurs disparaissent et le malade que nous avons revu deux mois après nous dit ne les avoir plus du tout ressenties.

Cette observation montre l'apparition de phénomènes névralgiques tardifs, survenant dix années après le traumatisme, chez un individu cachectique, persistant malgré toutes sortes de médications et cessant seulement et rapidement sous l'influence de la quinine à haute dose, preuve évidente de leur origine palustre.

Observation IV

B... Georges, cinquante-deux ans, maçon, travaille depuis plusieurs années au barrage du Hamiz, contrée justement réputée très malsaine. Chaque été réveille chez lui des accès de fièvre intermittente. Il a même déjà eu deux accès pernicieux à forme délirante. Le 11 avril 1894, B... tombe d'une échelle d'une hauteur de deux mètres et se fracture la cuisse au tiers supérieur.

Traitement de la fracture par immobilisation, extension et contre-extension.

Au bout de trois jours, se déclare une violente névralgie faciale, coïncidant avec une élévation de température (39°) et de violents frissons. Le surlendemain, la crise névralgique se renouvelle à la même heure. Nous ordonnons le sulfate de quinine. Névralgie et fièvre disparaissent comme par enchantement. La fracture ne s'est consolidée qu'au bout de soixante-quinze jours.

Cette observation nous montre encore que la névralgie réveillée chez un paludique par un traumatisme peut siéger à une grande distance du foyer traumatique. Nous voyons de plus que, comme la plupart des autres diathèses et intoxications, le paludisme est une cause de retard dans la consolidation des fractures.

Observation V

Sadik-ben-Djebri, vingt-six ans, peigneur de crin chez M. Roussel, à Fondouk, a l'index droit pris dans l'engrenage de la machine à peigner le crin, le 3 mars 1894. Le doigt est complètement écrasé, la phalangine et la phalangette sont tout à fait arrachées. L'hémorragie n'est pas très abondante et s'arrête bientôt. Nettoyage de la plaie et pansements antiseptiques quotidiens. Le troisième jour, le pansement est imbibé de sang; la plaie n'a pas un bel aspect. L'hémorragie se fait sous forme d'un suintement, en nappe. Elle persiste, malgré les irrigations à l'eau chaude. Les lavages avec une solution de perchlorure de fer n'amènent pas davantage l'hémostase. Interrogé sur les antécédents personnels, le blessé dit n'avoir jamais eu les fièvres, mais la percussion et la palpation accusent une rate énormément hypertrophiée et la peau est franchement subictérique. Quoi qu'il en soit, nous avons recours au sulfate de quinine. Sous son influence, l'hémorragie diminue, puis cesse complètement. La plaie bourgeonne et se cicatrise au bout de douze jours.

Cette hémorragie était donc bien la conséquence d'une altération du sang, d'un défaut de plasticité du liquide cruorique, résultant de l'intoxication paludéenne.

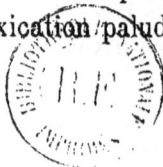

2

Du reste, la pathogénie de ces hémorragies périodiques de nature palustre a été si bien exposée par Moriez, qu'il nous paraît intéressant et utile de faire suivre notre observation des lignes que l'élève de Verneuil y a consacrées.

« Le plus souvent, dit-il, l'hémorragie est précédée ou accompagnée d'un accès complet de fièvre. » Or « l'état fébrile simple peut être une cause d'hémorragie par trouble de l'innervation; c'est surtout dans la période initiale de la fièvre, quand le frisson contracte tous les vaisseaux de la périphérie, que l'effort accru du sang artériel peut rompre les vaisseaux dilatés des viscères. C'est alors, ou plus tard, par le simple relâchement fébrile des vaisseaux, qu'on peut voir se produire les hémorragies diverses » (Bouchard).

« Dans tous les cas où l'hémorragie périodique s'est accompagnée de fièvre, l'explication est donc toute trouvée: C'est dans le trouble vaso-moteur et dans les variations de pression sanguine qui en sont la conséquence qu'il faut voir la condition pathogénique de l'hémorragie.

» Dans la période de frisson, alors que les vaisseaux de la périphérie sont contractés, c'est du côté des viscères qu'il y a danger d'hémorragie. C'est à cette période que se font ces congestions redoutables du cerveau, des poumons, qui constituent les variétés de fièvres pernicieuses, si fréquentes dans les pays à malaria. On comprend alors que la congestion ou l'hémorragie se fassent du côté de l'organe le plus faible.

» Au contraire, dans les périodes de chaleur et de sueur, c'est du côté de la périphérie qu'est le péril: qu'un trauma, qu'une opération, qu'un ulcère, aient réalisé un *locus minoris resistentiæ*, et c'est en ce point que se fera la congestion ou l'hémorragie.

» Mais, lorsque l'hémorragie périodique n'a pas coexisté avec un accès fébrile, cette explication ne suffit plus. Faut-il admettre avec Bouisson, qu'il s'agit dans ces cas d'une mani-

festation spéciale, insolite, d'une fièvre larvée, et que le froid,
la chaleur, pouvant manquer isolément, la sueur peut être
remplacée par une autre sécrétion critique? Il ne nous répu-
gne nullement d'admettre cette interprétation ; mais, ce qui
nous importe, c'est que le fait existe et que l'hémorragie intermittente cède aussi bien au sulfate de quinine, quand elle
est accompagnée d'accès fébriles, que quand ces accès font
défaut.

» Quelle part faut-il faire à l'altération du sang constante
chez les paludiques dans la pathogénie de ces hémorragies?
Il est certain que c'est là une condition adjuvante ; mais il
est douteux que l'altération du sang puisse expliquer l'hémorragie à elle seule, surtout quand le malade n'est pas cachectique. Quand il s'agit d'une solution de continuité, la cause
prédisposante capitale est la fragilité des vaisseaux nouvellement formés dans le tissu de la granulation de la plaie. »

Observation VI

Rabah ben Mahmed, âgé d'environ trente ans, toussant
depuis longtemps, mais sans fièvre, va trouver un médecin
arabe qui lui fait immédiatement de profondes scarifications
à la région dorsale.

Le soir, Rabah ben Mahmed a un violent accès de fièvre
avec délire. Les parents me font appeler immédiatement. Le
thermomètre monte à 40°9. La rate est hyperthrophiée et très
douloureuse, à la pression surtout. J'injecte aussitôt, par la
voie hypodermique, 1 gramme de solution de bromhydrate de
quinine, et, trois heures après, encore 50 centigrammes. Au
bout de quatre heures, la température était à 38°, et, le lendemain, la fièvre avait complètement cessé.

Cependant elle reparaît dans la soirée et marque 39°8. Je fais une nouvelle injection de quinine. Depuis, elle a définitivement disparu. La rate avait beaucoup diminué et n'était plus douloureuse.

Ces accès de fièvre, survenant quelques heures après les scarifications, à une époque (18 avril 1894) où l'on n'avait encore pas constaté de cas d'empoisonnement palustre dans la contrée, est évidemment le résultat de ce traumatisme intempestif. Le malade, que j'ai revu en septembre dernier, m'a déclaré n'avoir pas eu de fièvre pendant tout l'été.

Observation VII

F..., trente-deux ans, terrassier, habite la France depuis sa naissance et est en Algérie depuis six mois. Il n'a jamais eu les fièvres ; employé au curage du canal du barrage du Hamiz, il manœuvre maladroitement une vanne et la laisse retomber sur sa main droite dont le pouce est totalement écrasé.

Après un premier pansement, il entre, sur mon conseil, à l'hôpital de Mustapha, et j'apprends, à mon grand étonnement, une semaine plus tard, que cet individu est mort.

Quelques jours après, étant allé à l'hôpital, je demandai des renseignements à ce sujet à l'interne de service. Voici l'observation que ce dernier, M. Barbé, a bien voulu me communiquer :

Le lendemain de son entrée à l'hôpital, F... a présenté une élévation de température anormale, 40°2, peu en rapport avec la bénignité de son traumatisme. Au bout de quelques heures, le malade est atteint de délire bruyant et agité, il s'échappe de son lit, et se répand en injures contre les personnes qui l'entourent et ont de la peine à le maintenir.

Le lendemain, pas de fièvre ; le malade est très abattu.

Le surlendemain, le délire éclate cette fois-ci d'emblée, en même temps que la fièvre, qui atteint bientôt 41°2, pour faire place ensuite à un collapsus profond. Les extrémités sont froides, le pouls petit, dépressible, ralenti, les lèvres décolorées.

C'est dans cet état que le malade meurt, à huit heures du soir.

Nécropsie. — Les poumons sont très peu congestionnés. La rate est volumineuse, pesant 575 grammes, la capsule est très mince et se laisse facilement déchirer ; la pulpe, ramollie, présente une teinte brunâtre caractéristique.

Le foie est légèrement hypertrophié et pèse 1750 grammes. La consistance est diminuée et il a également une teinte brunâtre.

Le tube digestif est sain.

Les reins n'offrent pas d'altérations sensibles.

Le cœur est décoloré.

Les méninges sont excessivement congestionnées.

La substance grise du cerveau présente la teinte hortensia des accès pernicieux.

A n'en pas douter, F... est mort d'un accès pernicieux. Chose remarquable, nouvellement arrivé de France, il n'avait subi encore aucune atteinte du mal qui devait l'emporter. Comment expliquer qu'un traumatisme quelconque, grave ou léger, puisse ainsi créer de toutes pièces un accès pernicieux mortel ? Nous remarquons que F... était venu directement de France, dans une contrée d'Algérie réputée malsaine entre toutes, et de plus qu'il faisait un travail (curage des canaux) qui devait l'exposer, plus que tout autre ouvrage, aux atteintes du mal palustre. Aussi est-il très probable que son organisme avait été déjà intoxiqué par le miasme de marais, et que le traumatisme agissant sur ce paludisme latent n'a été qu'une cause occasionnelle, déterminant l'apparition anticipée

des symptômes de cet empoisonnement, symptômes qui au-
raient peut-être apparu sans lui, mais plus tard, et tout ou
moins sans autant de gravité.

Observation VIII

Mohamed ben Salem, cultivateur, âgé d'environ trente-cinq
ans, habitant le haouch des Oulad-Aliatit. Reçoit le 15 août
1894 deux coups de corne de bœuf dans le flanc gauche. Appelé aussitôt, je constate deux plaies pénétrantes dans l'abdomen, avec issue par l'une d'elles d'une grosse masse d'intestin.
Je réduis le tout en m'entourant de la plus minutieuse anti-
sepsie, je suture la paroi abdominale et donne de l'opium à
haute dose. Je fais maintenir des compresses d'eau très fraî-
che sur la plaie, car il est impossible de se procurer de la
glace dans cette contrée sauvage et éloignée de tout centre.

Mohamed ben Salem est un fébricitant, chaque saison esti-
vale ramène chez lui de nouveaux accès. Deux jours après
l'accident, le malade, qui jusque-là supportait très bien son
traumatisme, est pris tout à coup de violents frissons. Le
pouls qui était auparavant faible et ralenti, devient fréquent,
la température s'élève à 40°6.

Mohamed ben Salem se plaint beaucoup de vives douleurs
au niveau de l'hypocondre gauche. Après une période de chaleur qui dure six à huit heures, survient un stade de sueurs
et l'accès prend fin. J'ordonne immédiatement 1 gramme de
sulfate de quinine.

Pendant les deux jours suivants, l'accès s'est renouvelé,
mais bien moins accentué.

Depuis lors, la fièvre n'a plus reparu, et le malade était
complètement guéri de ses blessures trois semaines plus tard.

On ne pourrait confondre cette fièvre intermittente réveillée par un traumatisme, qu'avec un cas fort bien étudié encore par un élève de Verneuil, M. Mathon, dans sa thèse inaugurale : « La splénite traumatique aiguë. »

Voici comment ce dernier la décrit :

« La splénite traumatique aiguë n'est pas une affection très rare ; elle est caractérisée au début par une violente douleur, quelquefois très vive, le plus souvent sourde et obtuse, augmente par les mouvements, la respiration, la pression, la percussion ; ordinairement limitée à la région splénique, elle s'étend quelquefois à l'épaule gauche, à l'abdomen, et même au membre inférieur gauche ; la rate est le plus souvent volumineuse.

Les fonctions digestives sont plus ou moins altérées. Le symptôme dominant consiste dans une fièvre intermittente symptomatique, presque toujours quotidienne, revenant par accès plus ou moins complets et réguliers, le soir ou la nuit.

« Le traitement consiste dans un éméto-cathartique, des révulsifs à la région splénique, et le sulfate de quinine, de 50 centigrammes à 1 gramme par jour.

» Il semble résulter de l'observation IV (voir thèse de Mathon) que la splénite traumatique, en passant à l'état chronique, crée un état constitutionnel latent analogue au paludisme. En effet, nous y avons vu, après un traumatisme nouveau, les accidents siégeant loin de la rate prendre la forme intermittente. »

Si nous revenons à notre cas, nous remarquons que, quoique assez près de la rate, la blessure en est cependant séparée par un espace appréciable. De plus, d'après M. Mathon, la douleur dans la splénite traumatique survient immédiatement après la violence extérieure, ce qui n'a pas eu lieu ici, puisque ce n'est que deux jours après que Mohamed ben Salem a commencé à se plaindre de son côté.

Observation IX

Le 6 août 1892, à dix heures du soir, le père Dussault rentrait à son domicile, lorsqu'il fut assailli par deux individus qui le terrassèrent en cherchant à le dépouiller de l'argent dont il était porteur. Le père Dussault, malgré son grand âge, opposa une vive résistance à ses agresseurs, et, s'armant d'un canif de poche, les blessa tous deux. A ses cris, sa fille et son gendre accoururent, et les malfaiteurs, abandonnant la victime, prirent la fuite, après lui avoir enlevé une somme de sept francs cinquante centimes. Dussault s'alita et succomba quelques jours après.

Voici maintenant le rapport médico-légal textuel que M. le docteur Raynaud (d'Alger) a été appelé à fournir sur la victime de cette agression, et qu'il a bien voulu nous communiquer :

« Nous, soussigné, docteur L. Raynaud, commis par M. Pelletier, commissaire spécial aux délégations judiciaires, à l'effet de procéder à l'autopsie du sieur Dussault (Pierre), âgé de soixante-dix-neuf ans, et de dresser un rapport sur les causes de sa mort.

» Serment préalablement prêté, nous nous sommes rendu, le 11 août 1892, à deux heures de l'après-midi, au domicile du défunt, 6, rue Renaud, à Alger, où nous avons fait les constatations suivantes :

Aspect extérieur. — Le cadavre est celui d'un homme paraissant vigoureux et bien constitué. La putréfaction n'est pas commencée, la rigidité cadavérique est complète. Il n'existe aucune trace de lutte sur le corps, sauf une plaie cicatrisée au sommet de la tête qui a déjà été signalée dans un précédent rapport (9 août).

Le père Dussault ayant été victime d'une agression, dans la nuit du 6 août, de la part de malfaiteurs qui avaient essayé, paraît-il, de l'étrangler, nos recherches ont d'abord porté sur le cou et les parties voisines. Nous avons appris que les agresseurs ont usé du procédé de suffocation dit « du père François, » procédé qui consiste à se placer derrière la victime et à enserrer son cou avec le bras. Grâce à ce moyen, un individu peut être mis hors de combat, ou étouffé sans qu'il persiste des traces visibles sur le cou. Des incisions pratiquées dans les tissus du cou n'ont montré aucune ecchymose profonde, aucune lésion des organes importants de la région.

Nous avons alors pratiqué :

L'*ouverture du cadavre.* — Les poumons sont atteints tous deux d'emphysème, lésion chronique depuis longtemps constatée à l'auscultation chez le sujet. Ils ne présentent pas d'autre altération morbide.

Le cœur est sain, les valvules et les parois sont normales, les cavités contiennent des caillots fibrineux. Le foie est dur, gros, légèrement scléreux. La rate offre des lésions sur lesquelles nous allons nous appesantir, car elles sont très importantes et suffiront, à elles seules, à expliquer la mort.

Elle est légèrement hypertrophiée ; la face supérieure qui est en contact avec le diaphragme est recouverte par une capsule entièrement résistante et fort épaissie ; c'est une membrane fibreuse d'un blanc nacré, de plus d'un centimètre d'épaisseur. Cet aspect de la face supérieure de la rate est dû à une altération chronique (la périsplénite), trace manifeste d'une ancienne infection paludéenne.

Le tissu de la rate, au lieu d'être ferme comme à l'état normal, est très ramolli, il se laisse déchirer au moindre contact, formant un magma brunâtre très caractéristique, une boue splénique, pathognomonique de l'infection paludique aiguë.

Ainsi, il existe à la fois dans cet organe des altérations

anciennes (périsplénite) et des lésions récentes, aiguës, dues toutes deux à la même cause, le paludisme.

Il n'y a rien de particulier à mentionner relativement aux autres organes, reins, vessie, estomac, intestins, etc.

Discussion. — Pendant les quelques jours qui ont succédé à l'attentat, et précédé la mort du sieur Dussault, nous avons été appelé à lui donner nos soins, en qualité de médecin traitant, et nous avions été chargé par ordonnance de M. le commissaire aux délégations judiciaires de fournir un premier rapport sur l'état de cet individu. Nos observations nous avaient permis de constater un accès de fièvre paludéenne très intense, et nous avions laissé prévoir, comme probable, une terminaison funeste. L'autopsie vient confirmer nos prévisions. Nous avions émis l'hypothèse que, sous l'influence du choc moral, du traumatisme dont avait été victime le sieur Dussault, celui-ci pouvait avoir été repris d'accès de fièvres intermittentes, le malade, quelques années auparavant, ayant été fortement atteint par cette affection. Le réveil du paludisme, plusieurs mois, de nombreuses années après la première infection, sous l'influence de causes les plus légères (froid, émotion, choc, etc.), a été nettement démontré par les travaux de Verneuil et de ses élèves.

Les lésions de la rate, caractéristiques de l'infection palustre chronique et de l'infection aiguë (accès pernicieux) donnent complètement raison à notre supposition.

Conclusions. — 1º Il n'existe aucune trace de mort violente ;

2º Le sieur Dussault est mort d'accès pernicieux ;

3º Cet accès pernicieux (réveil d'accidents paludiques antérieurs) a été provoqué par l'agression récente dont Dussault a été l'objet ;

4º Il est du devoir du praticien d'ajouter que tout autre

cause morale, tout autre choc, tout autre traumatisme aurait
pu déterminer aussi l'apparition des accidents pernicieux.

En foi de quoi…, etc.

Dans une étude médico-légale, que M. le docteur Raynaud
a l'intention de publier, l'auteur fait suivre son rapport de
quelques réflexions. Nous relevons les suivantes qui ont trait
à notre sujet :

« On s'étonnera peut-être du correctif que nous avons mis
comme § 4 de nos conclusions, dans notre rapport. Il est certain que l'agression dont a été l'objet Dussault a été l'occasion de son accès·pernicieux, mais elle n'en a pas été la cause
directe. Les malfaiteurs, si coupables qu'ils fussent, n'avaient
pas l'intention de donner la mort, et, si le vieux Dussault a
succombé après une émotion violente produite en cette occasion, la cause première se trouve dans un état général, dans
l'infection paludique latente. »

Enfin le docteur Raynaud termine ainsi :

« Remarquons encore ici que la première atteinte de palu-
ludisme, contracté dans la province de Constantine, remon-
tait à une dizaine d'années. Cette longue période, pendant
laquelle Dussault n'avait plus eu de manifestations palustres,
n'avait pas suffi à le mettre à l'abri d'un accès pernicieux
mortel. »

Observation X

(Communiquée par M. Henry Barbé, interne à l'Hôpital de Mustapha.)

G… (Jeanne), âgée de dix mois, au sein, habite depuis sa
naissance la Bouzaréah, pays très fiévreux pendant les fortes
chaleurs, malgré son altitude, par suite des cultures maraî-
chères intensives et des irrigations continuelles. Le bébé,
toujours bien portant jusqu'à présent, fait en ce moment-ci
des dents et a un peu de diarrhée.

Mardi dernier, 4 septembre 1894, à dix heures du matin, elle était assise par terre et jouait, lorsqu'elle tomba sur le front, où se trouvait un petit furoncle, et se blessa très légèrement. A ses cris, la mère accourut, et une heure après la petite fillette était prise de vomissements violents, de fièvre intense, et bientôt apparaissait une éruption d'urticaire très confluente. La journée et la nuit suivantes, l'enfant resta dans un état de prostration complète.

Le lendemain, mercredi, la mère amène son enfant à la consultation gratuite de l'hôpital civil de Mustapha. La température est à 39°5.

Le médecin consultant ordonne aussitôt quatre lavements de sulfate de quinine de 0 gr. 50 chacun, pour être pris dans le courant de la journée à quatre heures d'intervalle ; des bains, des compresses froides sur la tête ; une purge d'huile de ricin. Dès le premier bain et le premier lavement, la fièvre diminue. La nuit se passe tranquillement.

Le jeudi, continuation du même traitement : quatre lavements de quinine et trois bains. Il n'y a plus de fièvre.

Le vendredi matin, on constate un peu de fièvre, 38°3. On donne encore quatre lavements et trois bains.

Le samedi, plus de fièvre ; nuit excellente, un peu de bronchite : Teinture d'iode, ipéca. Quelque temps après, l'enfant était complétement guérie, lorsqu'au bout d'une quinzaine de jours, à la suite d'un abcès frontal qui avait succédé à son furoncle, la fillette est prise des mêmes vomissements, avec fièvre et prostration, qui avaient suivi sa chute antérieure. Nous revoyons encore l'enfant et sa mère à la consultation gratuite. Le même traitement que le précédent est ordonné et la guérison ne se fit pas longtemps attendre.

Nous remarquerons à la suite de cette double observation que par deux fois, et à une vingtaine de jours d'intervalle seulement, le traumatisme a provoqué chez un même enfant, jus-

qu'alors à l'abri de toute manifestation tellurique, deux violents accès de fièvre intermittente, rapidement guéris par la
médication quinique.

Observation XI

Mme Marie F..., trente-cinq ans, demeurant à Saint-Pierre
Saint-Paul, impaludée depuis onze ans, a déjà eu plusieurs
fois la malaria cet été. Lundi, dernier, 6 août 1894, elle faisait la lessive, lorsqu'elle glissa devant son baquet et tomba
par terre sans se blesser. Elle se releva et continua à laver ;
mais, au bout d'une heure environ, elle se sentit mal à son
aise, toute courbaturée.

Elle crut d'abord que c'était la conséquence de sa chute et
n'y prit point garde. Néanmoins elle éprouva le besoin de se
coucher. Dans la soirée, elle ressentit des douleurs de reins,
des envies fréquentes de vomir et un gros mal de tête. Enfin,
les frissons l'envahirent et la fièvre se déclara.

Les parents ne s'en inquiétèrent pas autrement, car tous
ses accès précédents avaient débuté de la même manière.

Cependant le lendemain, après un léger répit, la fièvre
redoublait d'intensité et la malade perdait connaissance et
présentait bientôt un état comateux complet.

C'est alors qu'on nous envoya chercher.

Le thermomètre marquait 40°5. La rate était considérablement hypertrophiée, et le foie débordait légèrement les fausses côtes dans l'hypocondre droit. Nous avons fait une ana-
lyse sommaire des urines dont nous avions retiré quelques
gouttes avec la sonde, et nous n'avons pas trouvé la moindre
trace d'albumine.

Nous avons fait aussitôt deux injections hypodermiques de
chlorhydrate de quinine de 0 gr. 50 chacune. Nous appli-

quons de la glace sur la tête, et ordonnons un lavement au calomel.

Le soir, pas d'amélioration ; nous faisons deux nouvelles injections de chlorhydrate de quinine; le coma se maintient plus profond que jamais, et à huit heures du soir la malade expirait.

Nous n'avons pas pratiqué l'autopsie de cette femme. Mais il est certain que les symptômes qu'elle a présentés durant sa courte maladie étaient ceux d'un accès pernicieux à forme comateuse.

Mme F... ne révélait aucun stigmate d'hystérie, d'épilepsie ou d'alcoolisme, et la rapidité du dénouement ne pouvait que faire hésiter entre un accès d'urémie cérébrale à forme comateuse et un accès pernicieux palustre. Or la malade ne s'était jamais plaint auprès de sa famille de quoi que ce fût, qui eût pu faire soupçonner une altération rénale. Du reste, nous n'avions pas trouvé trace d'albumine dans ses urines. D'un autre côté, l'hypertrophie considérable de la rate et les antécédents palustres penchaient en faveur de l'accès pernicieux malariaque.

Le court espace de temps qui sépare la chute de l'invasion de la fièvre, ne permet pas de douter que c'est ce traumatisme qui a été la cause de cette crise palustre si rapidement mortelle.

Observation XII

Mme G. S..., vingt-cinq ans, née à Oran, venue à Alger à l'âge d'un an, y a demeuré pendant vingt ans, jusqu'à son mariage. A cette époque, elle va habiter Affreville, localité très fiévreuse. Cependant elle n'a jamais eu d'accès proprement dits. Jusque-là elle jouissait d'une santé excellente.

Mais, depuis son mariage, elle est affectée de métrite interne qu'elle n'a pas soignée à l'origine. Depuis un an elle a essayé, mais en vain, les traitements de plusieurs sages-femmes. Enfin, elle se décide, sur mes instances, à consulter, à Alger, M. le docteur Mertz, professeur de clinique obstétricale à l'hôpital de Mustapha.

Ce dernier ne constate rien dans les annexes de l'utérus et conseille le curettage.

L'opération a lieu le 15 mars dernier. Le col avait été dilaté la veille avec une tige de laminaire.

M. le professeur Mertz, que j'assistais, retira de la cavité utérine une grande quantité de fongosités. Après l'opération, lavages au sublimé à 1/2000 et tampon à la glycérine créosotée au tiers.

L'opérée n'a pas éprouvé la moindre élévation de température pendant les trois jours suivants, durant lesquels lavages et tampons étaient renouvelés quotidiennement.

Le quatrième jour, à midi, la malade est prise d'un fort frisson et se met à trembler pendant un bon quart d'heure. Puis une fièvre de 39°5 s'allume, accompagnée d'une soif ardente, et la malade est profondément abattue. Au bout de trois à quatre heures, cette hyperthermie se résoud au milieu d'une crise de sueurs abondantes.

Le lendemain, cinquième jour de l'opération, la fièvre ne reparaît pas.

Le surlendemain, vers midi également, la température s'élève de nouveau à 39°6 et se manifeste avec les mêmes phénomènes de frisson et sueurs que l'avant-veille. La fièvre ne dure que deux à trois heures.

M. le professeur Mertz, en présence de cette fièvre intermittente à forme tierce, et sur les antécédents de séjour de la malade dans un pays très malsain, ordonne 1 gramme de chlorhydrate de quinine à prendre pendant trois jours.

L'état de la matrice n'a pas eu à souffrir de cette fièvre. Au contraire, une amélioration sensible se manifestait. L'écoulement diminuait journellement.

Deux jours après le second accès, c'est-à-dire le jour présumé pour l'accès tierce, la température s'est élevée à 37°9. La malade prend encore 1 gramme de quinine et la fièvre n'a plus reparu.

La malade était complètement guérie vingt jours après l'opération.

III

Les hasards de la clinique ne nous ont pas permis de rencontrer tous les cas que peuvent présenter les rapports du traumatisme et du paludisme. Aussi ne pourrions-nous pas tirer de nos propres observations des conclusions assez générales. C'est pourquoi, à nos observations personnelles et à celles qui nous ont été communiquées et que nous venons de rapporter plus haut, il nous semble utile d'ajouter à leur suite, mais en substance seulement, quelques observations de ceux qui se sont déjà occupés de notre sujet. Embrassant ainsi plus largement la question, nous pourrons en tirer des conclusions plus générales.

Nous avons déjà vu le traumatisme provoquer chez un paludique des complications intermittentes, telles que des *névralgies*, des *hémorragies*. Les plaies peuvent également se compliquer d'*érysipèle intermittent*. Dériaud en a publié trois observations, et la thèse de Taïeb-ould-Morsly en contient quatre. Parmi elles nous citerons une observation de Dériaud comme exemple. Nous la résumerons ainsi :

Observation XIII

(OBSERVATION XVII DE LA THÈSE DE DÉRIAUD)

M. R..., cinquante-six ans, fébricitant depuis dix ans, à Calcutta. Opéré d'un lipome à la nuque. Le neuvième jour, frisson, fièvre, délire, céphalalgie, langue saburrale. L'accès dure douze heures. Le lendemain, la plaie est douloureuse, les bords sont rouges et tuméfiés, la suppuration est tarie, le pus remplacé par de la sérosité. Le onzième jour, l'accès réapparaît; la rougeur érysipélateuse s'étend vers le cou et les épaules. Sulfate de quinine, 75 centigrammes. Le douzième jour, nouvel accès moins intense. L'érysipèle ne fait pas de progrès. Sulfate de quinine, 75 centigrammes. Le treizième jour, pas d'accès; l'érysipèle ne s'étend pas. Les accès se répètent pendant six jours, mais très faiblement. Chacun d'eux a été marqué par l'apparition d'une plaque érysipélateuse qui disparaît en même temps que l'accès. La quinine est administrée à la dose de 30 centigrammes par jour. Tout rentre dans l'ordre. L'érysipèle disparut, la suppuration se rétablit et la cicatrisation s'acheva lentement.

Plusieurs auteurs ont aussi constaté du *tétanos intermittent*. Moriez en rapporte deux cas (observat. XV et XVIII); Adolphe Armand également deux.

Moriez, avant de raconter ses deux observations, fait les réflexions suivantes :

« L'influence de l'impaludisme sur la production du tétanos traumatique n'est pas encore généralement acceptée, mais nous paraît incontestable. Commençons donc par établir que la fièvre intermittente peut, en dehors de toute blessure, provoquer le tétanos spontané.

» Dans un travail publié en 1864, Coural rapporte trois cas de tétanos intermittent de nature paludéenne (cas de Storck, de Gendron, de Piorry), et une quatrième observation recueillie à l'hôpital Saint-Éloi dans le service de M. Dupré. Il conclut qu'il existe un tétanos intermittent de nature paludéenne, véritable fièvre larvée, guérie par le sulfate de quinine.

» Sanquer rapporte quelques cas de tétanos survenus chez des fiévreux, et montre qu'à Cayenne il est surtout fréquent

au moment où le sol, surchauffé, exhale ses émanations morbides. D'après le même auteur, Reiss et plusieurs autres
médecins brésiliens sont persuadés que le paludisme est une
cause efficiente du tétanos.

» Odevaine, dans l'*Indian medical Gazette*, rapporte plusieurs cas de tétanos consécutifs à des injections hypodermiques de sulfate de quinine. Il conclut que la quinine a une
action spéciale sur les nerfs, ou bien que la cachexie paludéenne prédispose au tétanos.

» Labbée, dans une *Revue sur les traitements du tétanos*,
signale la fréquence de cette affection dans les pays malsains,
où la fièvre intermittente est endémique et grave, comme à
Cayenne et aux Indes.

» Faut-il admettre, avec Sanquer, que le sang altéré par
les effluves paludéennes détermine l'excitabilité du bulbe? La
pathogénie du tétanos est encore tellement obscure qu'il est
bien difficile de se prononcer. Mais, ce qui paraît certain, c'est
que le traumatisme favorise singulièrement le développement
du tétanos chez les paludiques. »

M. Dubergé, dans sa thèse sur les complications des plaies
à la Guyane française, n'est pas tout à fait du même avis.

« La fièvre intermittente, dit-il, a sans doute des phénomènes convulsifs, notamment le trismus et l'opisthotonos, des
accès pernicieux, comateux, qui ressemblent au tétanos ; mais
ces phénomènes isolés ne suffisent pas à caractériser une maladie, et cèdent d'ailleurs très promptement aux sangsues
derrière les oreilles et à une révulsion énergique, tandis qu'ils
continuent lorsqu'ils appartiennent au tétanos.

» Après tout, le tétanos n'est qu'une névrose, et je ne vois
pas pourquoi les accès intermittents, qui réveillent d'anciennes névralgies, n'exercent pas le rôle de cause adjuvante à
son égard. »

Enfin, dans l'*Algérie médicale* de 1854, M. Adolphe Armand rapporte les faits suivants :

« Quant, à la suite de lésions traumatiques quelquefois peu graves, des blessés ayant eu à endurer le froid humide d'une ou plusieurs nuits passées au bivouac, surtout dans la saison pluvieuse, sont pris de trismus, de raideur du cou et du tronc, s'irradiant aux membres, et arrivent enfin au tétanos confirmé, offrant de tout point des symptômes du tétanos spontané ou accès tétaniques, même une sorte d'intermittence…, faut-il négliger de voir un fiévreux, parce qu'une blessure a été occasionnelle d'une complication devenue affection principale ? Faut-il se borner à l'emploi des antiphlogistiques et d'autres moyens, qui n'empêchent pas le malade de périr dans les convulsions et la suffocation ? .. Citons un fait assez significatif :

» Un sergent-major du génie, blessé d'un coup de feu à la hanche (expédition de Constantine), fut pris de tétanos peu de jours après, le 13 décembre, malgré les évacuations sanguines, les cataplasmes opiacés, les potions gommeuses opiacées et stibiées.

» Jusqu'au 26 décembre, le malade sent quelques frissons pendant la nuit. Je supprime les potions musquées camphrées, et je les remplace par vingt grains de sulfate de quinine opiacé.

» 28 décembre.— Mieux général, pas de un frissons ; grain d'extrait d'opium.

» 29. — Le mieux se continue, la raideur du cou diminue ; le malade commence à se mouvoir dans son lit. Il succombe seulement un mois plus tard aux suites de la blessure, mais guéri du tétanos.

Enfin, on a encore constaté des complications non intermittentes, provoquées par un traumatisme sur un paludique, mais complications justiciables du sulfate de quinine.

Marchal (de Calvi), dans une thèse, rapporte des cas de *pourriture d'hôpital* s'étant développée sous l'influence des effluves palustres.

On a observé de la *gangrène*, de l'*infection purulente*, des *ulcères*, du *phagédénisme*. En un mot, la tare paludéenne peut provoquer sur une plaie, en dépit de tous les pansements antiseptiques, toutes les complications qui sont ordinairement la conséquence de la malpropreté et de l'encombrement.

Les eschares que produisent trop souvent la piqûre de la seringue de Pravaz dans les injections hypodermiques de quinine, malgré les plus minutieuses précautions antiseptiques, pourraient bien ne pas être autre chose qu'une complication analogue aux précédentes.

Nous ne terminerons pas ce chapitre d'observations sans rappeler que Verneuil, dans une communication à l'Académie de médecine, en 1881, a démontré que l'intoxication palustre et la dyscrasie diabétique pouvaient se rencontrer chez une même personne, et créer ainsi un nouvel état pathologique, le *paludo-diabète*, dont l'influence réciproque avec le traumamatisme serait également très sensible ; ce dernier réveillerait plus facilement encore les manifestations palustres que les complications diabétiques.

Voici quelles sont les conclusions que Verneuil tirait, dans sa communication à l'Académie de médecine, de six observations de diabétiques ayant eu jadis la fièvre intermittente et atteints plus récemment d'affections chirurgicales diverses. Il avait rencontré ces six diabétiques dans sa seule pratique et dans un court laps de temps :

1° La malaria engendre fréquemment la glycosurie.

2° Celle-ci se présente sous deux formes : l'une contemporaine de l'accès fébrile, comme lui passagère, fugace ; l'autre, plus ou moins tardive, indépendante des paroxysmes fébriles, et, en tous cas, permanente.

3*

La seconde forme est vraisemblablement la suite de la première ; mais l'époque de la substitution est tout à fait inconnue. Rien ne prouve même que, dans les pays paludiques, le diabète ne puisse pas s'établir d'emblée, sans fièvre, et comme forme larvée de l'intoxication.

3° La glycosurie permanente semble atteindre de préférence les paludiques vigoureux entachés d'arthritisme.

4° La glycosurie palustre paraît être une des formes bénignes du diabète :

5° Les affections intercurrentes survenues chez les paludodiabétiques peuvent prendre certains caractères du paludisme, ou de la glycosurie, ou des deux maladies à la fois.

Les lésions traumatiques peuvent aisément réveiller ou aggraver les deux diathèses, mais de préférence les manifestations telluriques.

IV

CONCLUSIONS

Lorsque le paludisme et le traumatisme sont en présence, deux cas peuvent se présenter.

I. — Dans le premier cas, le sujet soumis à l'empoisonnement tellurique n'a pas encore de lésions viscérales durables. A ce degré, le traumatisme peut l'exposer à deux sortes d'accidents : généraux et locaux.

1° Les accidents généraux, qui sont les plus communs, consistent en :

a) Accès de fièvre intermittente ou fièvre continue. Ces accès ne diffèrent en rien des accès palustres ordinaires, et peuvent présenter les trois périodes classiques de frisson, chaleur et sueur. Ils s'accompagnent d'hypertrophie de la rate, ce qui contribue beaucoup à la facilité du diagnostic. Ces fièvres peuvent être réveillées chez un fébricitant *quelle que soit l'ancienneté de l'impaludisation.*

On a vu des lésions traumatiques réveiller un paludisme latent depuis vingt ans, à l'occasion de la plus légère blessure. On a même constaté des accès, créés de toutes pièces chez des sujets qui, quoique n'ayant jamais présenté de manifestations extérieures de l'intoxication tellurique, n'en ont pas moins été soumis à sa funeste influence. Généralement le type de la fièvre réveillée est le même que celui des fièvres précédentes.

b) Ces accès peuvent prendre parfois un caractère pernicieux, qui peut rapidement entraîner la mort. L'intensité de
ces accès pernicieux n'est pas en rapport avec l'importance
du traumatisme.

La blessure la plus insignifiante peut entraîner un accès
pernicieux mortel.

c) Sur tous ces cas, la médication quinique exerce la plus
heureuse influence.

2° Les accidents locaux sont de différente nature.

a) Les uns consistent en douleurs névralgiformes très in-
tenses, ayant une forme intermittente remarquable. Ils suc-
cèdent, soit immédiatement, soit tardivement au traumatisme,
et ils apparaissent tantôt sur le lieu même où a porté le
traumatisme, tantôt à une distance plus ou moins grande.

b) Les autres sont des hémorragies, intéressant aussi bien
les muqueuses que les plaies cutanées. Comme les névralgies,
elles peuvent être précoces ou tardives, et siéger au lieu même
de la blessure ou plus ou moins loin. Ces hémorragies présentent également une remarquable périodicité.

c) O nrencontre quelquefois la névralgie et l'hémorragie
réunies chez un même sujet.

d) Les accidents locaux intermittents réveillés par le traumatisme sont tous justiciables du sulfate de quinine.

II. — Dans le second cas, nous avons affaire à un sujet
chez lequel l'intoxication palustre a provoqué des lésions
viscérales durables et engendré la cachexie :

1° Alors la réparation des plaies se fait avec une extrême
lenteur. Les plaies superficielles se cicatrisent très difficile-
ment. Elles sont exposées à toutes les complications possibles
des plaies : *hémorragies, névralgies, septicémie, pyohémie,
érysipèle, tétanos, gangrène, pourriture d'hôpital*, sous les

pansements les plus antiseptiques, si l'on n'a soin d'instituer de suite le traitement antipaludéen.

2° La consolidation des fractures et la formation du cal sont aussi retardées.

3° Les plaies peuvent présenter une tendance insolite aux ulcérations. C'est quelquefois au niveau de la plus légère écorchure, que l'on voit se développer de ces ulcères si communs, aux membres inférieurs des habitants des pays chauds, et compliqués souvent de phagédénisme.

III. — Le paludisme exerce dans les pays chauds une influence manifeste sur le développement du diabète. Chez les sujets *paludo-diabétiques*, le traumatisme peut aggraver les deux diathèses, mais réveille de préférence les manifestations palustres.

INDEX BIBLIOGRAPHIQUE

—

DELPECH. — Des maladies réputées chirurgicales. Paris, 1816. Discours préliminaires.

ALQUIÉ. — De l'influence des tempéraments et des diathèses sur le caractère et le traitement des maladies chirurgicales. Montpellier (Thèse d'agrégation, 1839).

BOYER (Lucien). — Des diathèses au point de vue chirurgical (Thèse d'agrégation, Paris, 1847).

VERNEUIL.— Congrès médical international de Paris, 1867. — Mémoires de chirurgie. Paris, Masson, 1883.

LAFONT-GOUZI. — Mémorial des hôpitaux du Midi, 1829, t. I.

COCUD. — Recueil de mémoires de médecine, de chirurgie et de pharmacie militaires, 1886, t. XVII.

DÉRIAUD. — Influence réciproque de l'impaludisme et du traumatisme (Thèse de doctorat, Paris, 1868).

DUBOUÉ. — De l'impaludisme, Paris, 1867.

MAZZONI. — Congrès médical international de Paris, 1867.

MORIEZ. — De l'impaludisme dans ses rapports avec les lésions traumatiques (Thèse de doctorat, Paris, 1876).

MATHON. — De la splénite traumatique aiguë (Thèse de doctorat, Paris, 1876).

COURAL. — Étude sur la fièvre pernicieuse tétanique et le tétanos essentiel (Montpellier médical, 1864, t. XIII).

SANQUER. — Thèse de Paris, 1869.

LABBÉE. — Archives gén. de médecine, 1873, 5e série, t. XXI.

ARMAND (A). — Algérie médicale, Paris, 1854.

DUBERGÉ. — Considérations sur les complications des plaies à la Guyane française (Thèse de doctorat, Paris, 1875).

TAIEB-OULD-MORSLY. — Contribution à l'étude du paludisme dans ses rapports avec le traumatisme (Thèse de doctorat, Montpellier, 1881).

MARCHAL DE CALVI. — Thèse de concours pour une chaire d'hygiène. Paris, 1852.

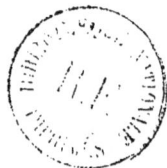

SERMENT

En présence des Maîtres de cette Ecole, de mes chers condisciples et devant l'effigie d'Hippocrate, je promets et je jure, au nom de l'Être suprême, d'être fidèle aux lois de l'honneur et de la probité dans l'exercice de la médecine. Je donnerai mes soins gratuits à l'indigent, et n'exigerai jamais un salaire au-dessus de mon travail. Admis dans l'intérieur des maisons, mes yeux ne verront pas ce qui s'y passe, ma langue taira les secrets qui me seront confiés, et mon état ne servira pas à corrompre les mœurs ni à favoriser le crime. Respectueux et reconnaissant envers mes Maîtres, je rendrai à leurs enfants l'instruction que j'ai reçue de leurs pères.

Que les hommes m'accordent leur estime, si je suis fidèle à mes promesses! Que je sois couvert d'opprobre et méprisé de mes confrères, si j'y manque!

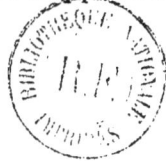

www.ingramcontent.com/pod-product-compliance
Lightning Source LLC
Chambersburg PA
CBHW071421200326
41520CB00014B/3512